BEI GRIN MACHT SICH IHR WISSEN BEZAHLT

AF140746

- Wir veröffentlichen Ihre Hausarbeit, Bachelor- und Masterarbeit

- Ihr eigenes eBook und Buch - weltweit in allen wichtigen Shops

- Verdienen Sie an jedem Verkauf

Jetzt bei www.GRIN.com hochladen und kostenlos publizieren

Bibliografische Information der Deutschen Nationalbibliothek:

Die Deutsche Bibliothek verzeichnet diese Publikation in der Deutschen National-bibliografie; detaillierte bibliografische Daten sind im Internet über http://dnb.d-nb.de/ abrufbar.

Impressum:

Copyright © 2008 GRIN Verlag, Open Publishing GmbH
Druck und Bindung: Books on Demand GmbH, Norderstedt Germany
ISBN: 978-3-668-13768-4

Dieses Buch bei GRIN:

http://www.grin.com/de/e-book/280840/management-im-krankenhaus-die-balanced-scorecard

Eva-Maria Schmidt

Management im Krankenhaus. Die Balanced Scorecard

GRIN Verlag

GRIN - Your knowledge has value

Der GRIN Verlag publiziert seit 1998 wissenschaftliche Arbeiten von Studenten, Hochschullehrern und anderen Akademikern als eBook und gedrucktes Buch. Die Verlagswebsite www.grin.com ist die ideale Plattform zur Veröffentlichung von Hausarbeiten, Abschlussarbeiten, wissenschaftlichen Aufsätzen, Dissertationen und Fachbüchern.

Besuchen Sie uns im Internet:

http://www.grin.com/

http://www.facebook.com/grincom

http://www.twitter.com/grin_com

Management im Krankenhaus. Die Balanced Scorecard

Eva-Maria Schmidt

Inhaltsverzeichnis

Abkürzungsverzeichnis 3

Einleitung 4

1 Spezifische Gründe für die Einführung einer Balanced Scorecard im Krankenhaus 5

2 Vision und Strategie in Krankenhäusern 6

3 Perspektiven der Balanced Scorecard in Krankenhäusern 8

    3.1 Finanzperspektive 8

    3.2 Kundenperspektive 9

    3.3 Prozessperspektive 10

    3.4 Lern- und Entwicklungsperspektive 11

    3.5 Die Sozialperspektive 12

4 Ursache-Wirkungsbeziehung 13

5 Zusammenfassung 14

Literaturverzeichnis (inklusive weiterführender Literatur) 15

Abkürzungsverzeichnis

BSC	Balanced Scorecard
DIN	Deutsches Institut für Normung
DRG	Diagnosis Related Groups
EFQM®	European Foundation for Quality Management
EN	Europäische Norm
GKV	Gesetzliche Krankenversicherung
GRV	Gesetzliche Renteversicherung
GUV	Gesetzliche Unfallversicherung
ISO	International Organization for Standardization
KTQ®	Kooperation für Transparenz und Qualität im Krankenhaus
KZ	Kennzahl
KVP	Kontinuierlicher Verbesserungsprozess
MDK	Medizinischer Dienst der Krankenkassen
NPO	Non-Profit-Organisation
NRW	Nordrhein- Westfalen
PDCA	Plan- Do- Check- Act
QMS	Qualitätsmanagementsystem
ROCE	Return on core equity
SGB V	Sozialgesetzbuch Fünftes Buch: Gesetzliche Krankenversicherung
SGB XI	Sozialgesetzbuch Elftes Buch: Soziale Pflegeversicherung
HeimG	Heimgesetz

Einleitung

"Veränderung ist das Gesetz des Lebens. Und diejenigen, die nur die Vergangenheit oder die Gegenwart betrachten, werden ganz sicher die Zukunft verpassen" (John F. Kennedy).

Diese Aussage ist auch für viele Einrichtungen im Gesundheitswesen, die zunehmend vor neue Herausforderungen gestellt werden, zutreffend. Der derzeit schon immense Kostendruck der auf den einzelnen Einrichtungen lastet, wird weiter zunehmen. Weiterhin steigt der Konkurrenzdruck, der Einrichtungen untereinander stetig an. Es gilt, Veränderungen in den bestehenden Strukturen zu schaffen, um auch zukünftig überleben zu können (vgl. Bündnis Gesundheitsreform 2000, n.d.). Die Entwicklung von Strategien und die Nutzung von Instrumenten zur konsequenten Umsetzung sind dabei als wesentliche Faktoren zu sehen.

Die Balanced Scorecard, vereinfacht als ausbalanciertes Kennzahlensystem übersetzt, ist ein Managementinstrument, welches die Umsetzung einer Unternehmensstrategie unterstützen kann. Eine Studie der Horváth und Partners Management – Beratung bei großen und mittelständigen Unternehmen hat ergeben, dass Unternehmen die mit der BSC arbeiten erfolgreicher sind als Wettbewerber (vgl. Horváth und Partner Consulting, 2005). Die Balanced Scorecard, ursprünglich von S. Kaplan und R. Norton für Unternehmen der privaten Wirtschaft entwickelt, wird mittlerweile weltweit auch von öffentlichen Einrichtungen angenommen und umgesetzt (vgl. Kaplan & Norton, 2001, S. 119). Auch im deutschen Gesundheitswesen, insbesondere in Krankenhäusern, findet die Balanced Scorecard, wenn auch noch vereinzelt, ihren Einsatz (vgl. Reisner, 2003, S.35).

Ziel der vorliegenden Arbeit ist es, Möglichkeiten aufzuzeigen, wie die Balanced Scorecard in der Praxis von Krankenhäusern eingesetzt und umgesetzt werden kann.

Der Begriff Krankenhaus soll sich an dieser Stelle auf allgemeine Krankenhäuser nach §107 Abs. 1, SGB V (vgl. Sozialgesetzbuch V) beziehen. Vorsorge- und Rehabilitationseinrichtungen, sowie psychiatrische und neurologische und reine Tages- und Nachtkliniken mit teilstationärer Versorgung sollen außer Acht gelassen werden. Die Ausführungen beziehen sich des Weiteren nur auf zugelassene Krankenhäuser nach § 108 des SGB V (vgl. Sozialgesetzbuch V). Ferner sind drei unterschiedliche Formen der Trägerschaft zu unterscheiden, der ein Krankenhaus unterliegen kann. Krankenhäuser die von Gebietskörperschaften oder den Parafisci (GRV, GKV, GUV und Knappschaft) betrieben werden, sind öffentliche Krankenhäuser. Frei-gemeinnützige Krankenhäuser werden durch private Anteilseigner, wie freie Wohlfahrtsverbände oder kirchliche Vereinigungen, finanziert Sie verfolgen ausschließlich gemeinnützige Zwecke. Die privaten Krankenhäuser befinden sich in der Regel im Eigentum von Ärzten und sind dadurch gekennzeichnet, dass sie erwerbwirtschaftlich tätig sind (vgl. Henke & Göpffarath, 2005, S.25). Die Trägerschaft soll nur insofern berücksichtigt werden, dass die Besonderheiten, die sich durch die jeweiligen Träger in Bezug auf Teile der Ausgestaltung der Balanced Scorecard ergeben, erwähnt werden.

1 Spezifische Gründe für die Einführung einer Balanced Scorecard im Krankenhaus

Im Folgenden soll nun auf die wesentlichen, spezifischen Gründe im Krankenhaus eingegangen werden, die aufzeigen, warum die Einführung einer Balanced Scorecard im stationären Sektor der Krankenhäuser sinnvoll erscheint.

Krankenhäuser stehen im Umbruch. Durch die Einführung der DRGs werden die Leistungen am Patienten nicht mehr nach Aufenthaltsdauer, sondern nur noch nach Fallgruppen, bezogen auf eine bestimmte Diagnose, bezahlt. Dies erfordert im gesamten Krankenhaus die Umgestaltung der Prozesse, um die Verweildauern zu verkürzen. Im Krankenhaus gestaltet sich dies relativ schwierig, da im Gegensatz zu vielen anderen Unternehmen die Komplexität der Arbeitsabläufe vergleichsweise hoch ist. Die Behandlung eines Patienten erstreckt sich häufig über mehrere Bereiche, wobei unterschiedliche Berufsgruppen beteiligt sind. Vielfach fehlt an diesen Stellen das Schnittstellenmanagement, welches notwendig ist, um die Behandlung optimal zu koordinieren. Dies führt auch dazu, dass die einzelnen Berufgruppen und Abteilungen autonom arbeiten, um ihre Ziele zu erreichen. Dies wiederum erschwert die Erfüllung übergeordneter Ziele, die der Erhaltung des Unternehmens Krankenhaus dienen.

Ein weiterer Faktor ist, dass Patienten zu Kunden geworden sind. Patienten erwarten eine auf sie abgestimmte individuelle Behandlung. Entspricht die Behandlung nicht den Wünschen der Patienten, können sie sich bei einer weiteren notwendigen stationären Behandlung in ein anderes Krankenhaus einweisen lassen. Krankenhäuser müssen sich also zunehmend durch Identifizieren der Patientenwünsche auf dem Markt positionieren um dem stärker werdenden Konkurrenzdruck standhalten zu können(vgl. Borgers & Schmidt, 2002, S. 101-103).

Es gilt daher, dass Krankenhäuser ihre eigenen Potenziale erkennen, darauf aufbauend eine Strategie entwickeln und diese in konkrete Maßnahmen umsetzen. Weiterhin muss die Strategie sich auf alle relevanten Bereiche ausrichten und kommuniziert werden. Die Balanced Scorecard kann durch ihre Mehrperspektivität und ihrer Mischung aus monetären und nicht- monetären Messgrößen helfen, dies zu unterstützen.

2 Vision und Strategie in Krankenhäusern

Die Entwicklung von Strategie und Vision steht in Krankenhäusern noch ganz am Anfang (vgl. Borgers & Schmidt, 2002, S.110). Dies kann unter anderem darauf zurück zu führen sein, dass es im Krankenhaus eine Vielzahl von Aktivitäten und Prozessen gibt. So gibt es im Krankenhaus die wesentlichen Behandlungsprozesse, die sich auf „...medizinische und chirurgische, Grund- und spezialisierte Leistungen, therapeutische und diagnostische Untersuchungen und Behandlungen..." (Greulich, et.al, 2005, S.7) fokussieren lassen. Daher erweist sich der Aufbau einer einheitlichen Vision und Strategie oftmals als schwierig.

Dennoch sind in einigen Häusern schon Visionen oder Leitbilder erarbeitet worden, was auf eine verstärkte Auseinandersetzung mit dem Thema schließen lässt (Borgers & Schmidt, 2002, S.110). Abbildung 1 zeigt ein Beispiel einer Vision, die im Rahmen einer Scorecard Entwicklung formuliert wurde, auf.

Das Profil des Beispiel- Universitätsklinikum

Die Zukunftschancen des Universitätsklinikum und der Medizinischen Fakultät beruhen auf der Verbindung von innovativer Forschung, konsequenter Patientenorientierung und effizienter Lehre Dabei ist Grundvoraussetzung für die Erfüllung unserer Ziele ein wirtschaftliches Handeln.

Ein breites und differenziertes Diagnose- und Therapieangebot für Krankheitsbilder aller Schweregrade soll dem neusten Stand der wissenschaftlichen begründeten Medizin und Technik entsprechen. Gleichermaßen wichtig sind die individuellen Perspektiven und Wünsche ihrer Angehörigen.

Dieses Spannungsfeld erfordert eine hohe Kultur der ärztlichen Verantwortung. Unsere Arbeit geschieht ungeachtet der sozialen, kulturellen und religiösen Zugehörigkeit. Wir streben nach Verbesserung von Lebensqualität und Zufriedenheit der uns anvertrauten Patienten.

Eine hervorragende medizinische Qualität erreichen wir durch gut ausgebildete Mitarbeiter und motivierte Mitarbeiter, enge interdisziplinäre Zusammenarbeit und ein hohes Maß an Kommunikation und Kooperation. Die Transparenz der Behandlungsabläufe, der Forschungs- und Lernstrukturen sowie der Verwaltungs-, Management- und Führungsprozesse sind wesentliche Erfolgsfaktoren. Eine gute Kooperation mit niedergelassenen Ärzten und anderen Partnern im Gesundheitsmarkt ist für unsere Arbeit wichtig

Durch flexible Nutzung der unterschiedlichen Ressourcen unseres Hauses wollen wir medizinisch und ökonomisch in Krankenhausversorgung, Aus- und Weiterbildung, Forschung und Lehre zur Spitzengruppe der Universitätskliniken gehören.

Abbildung 1: Vision einer Universitätsklinik
(nach Borges & Schmidt, 2002, S. 110)

Während diese Vision schon sehr ausformuliert und prägnant ist, da sie mehrere Ziele abbildet, kann es durchaus sein, dass andere Krankenhäuser ihre Vision auf wenige Sätze bis einen Satz beschränken. Hier soll erwähnt werden, dass sich Universitätskliniken grundsätzlich zu allgemeinen Krankenhäusern abgrenzen, da zu den Aufgaben der

Universitätsklinik neben der medizinischen Versorgung auch noch wissenschaftliche Lehre und Forschung zählen. Dies sollte sich auch in der Vision widerspiegeln.

Die Vision eines Krankenhauses spiegelt häufig das gewünschte zukünftige Erscheinungsbild des Hauses wider. Bei der Entwicklung der Strategie hingegen sollte eher die Frage geklärt werden, welche Patientengruppen mit welchen Leistungsschwerpunkten erreicht werden sollen. Des Weiteren sollte durch eine interne und externe Analyse von Stärken und Schwächen ermittelt werden, wie Wettbewerbsvorteile gegenüber anderen Häusern aufgebaut werden können. Viele Häuser versuchen momentan, sich über bestimmte Zentren, wie z.B. Diabeteszentren, auf dem Markt zu etablieren (vgl. Borgers & Schmidt, 2002, S.111).

Ein Beispiel, welche externen Faktoren im Bezug zur Strategiefindung im Krankenhaus analysiert werden können, zeigt die nachstehende Abbildung auf.

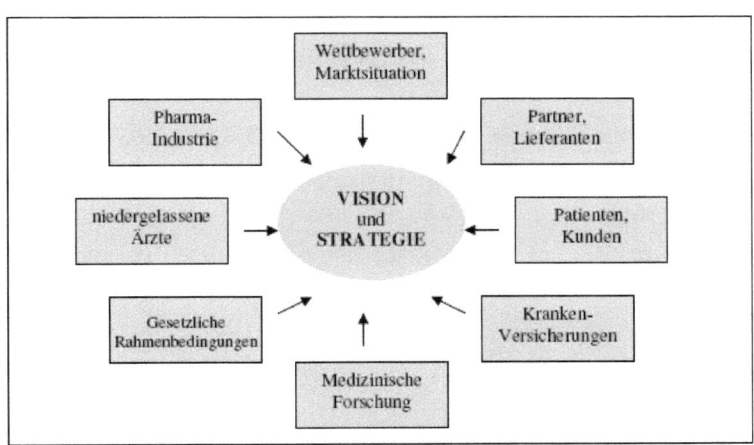

Abbildung 2: Externe Analyse der Umweltfaktoren
(nach Schöneberger, 2005, S.566)

Jedes Krankenhaus muss jedoch für sich die passende Strategie finden. Zu erwähnen sei an dieser Stelle, das bei der Ausarbeitung von Vision und Strategie darauf zu achten ist, um welche Art von Krankenhaus es sich handelt und welcher Trägerschaft es unterliegt. Städtische Krankenhäuser beispielsweise müssen das geforderte Angebot erbringen, welches ihnen im jeweiligen Einzugsgebiet vorgeschrieben wird. Die Strategie eines städtischen Hauses könnte sich daher auf die Kostendeckung bei gleich bleibender Qualität fokussieren. Für private Krankenhäuser hingegen könnte es sich anbieten, die Strategie auf spezifische, hochprofitable Krankheitsbilder abzustimmen. Universitätskliniken wiederum könnten ihre Strategie, durch die Verbindung von Forschung und Lehre, auf hochinnovative medizinische Behandlung forcieren (vgl. Carsten, Hankeln & Lohmann, 2004, S.103).

3 Perspektiven der Balanced Scorecard in Krankenhäusern

Wie bereits erwähnt, haben Kaplan und Norton auf die Notwendigkeit hingewiesen, die vier klassischen Perspektiven zu erweitern, falls dies zur Umsetzung der vorhandenen Strategie notwenig ist. Wie erwähnt, spielt die Art und Trägerschaft eines Krankenhauses eine große Rolle bei der Strategiefindung. Dies spiegelt sich daher auch in der Auswahl geeigneter Perspektiven wider.

Für gemeinwirtschaftliche Krankenhäuser beispielsweise, könnte es sich anbieten, innerhalb einer „Öffentlichen Aufgaben- Perspektive" zwei Subperspektiven zu vereinen und diese an die Spitze der BSC zu stellen. Hier würden zum einen die finanziellen Ziele, im Sinne des Wirtschaftlichkeitsgrundsatzes wie Kostendeckung, und zum anderen die Leistungsqualität berücksichtigt. Beide lassen sich aus dem Versorgungsauftrag der Krankenhäuser ableiten (vgl. Reisner, 2003, S. 94-96).

Weiterhin könnte für Krankenhäuser, die Qualitätsmanagementsysteme wie KTQ® oder EFQM® eingeführt haben, eine zusätzliche Qualitätsperspektive interessant sein (vgl. Reisner, 2001, S. 94-96).

Im Folgenden soll zunächst auf die Umsetzung der vier klassischen Perspektiven im Krankenhaus eingegangen werden. Weiterhin soll noch eine zusätzliche Perspektive, die Sozialperspektive, vorgestellt werden.

3.1 Finanzperspektive

Während erwerbswirtschaftliche Unternehmen und private Krankenhäuser innerhalb dieser Perspektive beispielsweise Gewinnmaximierung als Ziel formulieren, sind für öffentliche und gemeinnützige Krankenhäuser eher die Vermeidung von Schulden und die Liquidität relevant, um eine hohe Leistungsqualität zu gewährleisten(vgl. Conrad, 2001,S.17 u. 83). Grundsätzlich gilt es, die dauerhafte Existenz des Unternehmens Krankenhaus zu sichern (vgl. Reisner, 2003, S. 23). Es sollten daher in der Finanzperspektive auch Messgrößen verwendet werden, die die ökonomische Einhaltung dieser Aspekte gewährleisten.

Mögliche strategische Ziele und Messgrößen eines Krankenhauses für diese Perspektive könnten sein:

Ziele	Messgrößen
a) Liquidität sichern	▪ Anlage von Betriebsmitteln im Monatsdurchschnitt (Euro)
b) Reduzierung der Kosten	▪ Gesamtkosten des lfd. Jahres/ Gesamtkosten Vorjahr
c) Senkung der Kosten pro Fall	▪ Kostenträgerrechnung: Kosten pro DRG
d) Erschließung neuer Finanzquellen	▪ Höhe der Spenden und Zuwendungen

Abbildung 3: Strategische Ziele und Messgrößen der Finanzperspektive im Krankenhaus
(Eigene Darstellung: a) nach Conrad, 2001,S.82; 2) ; b) nach Borgers & Schmidt, 2002, S.114; c) u. d) nach Klump & Zug, 2002, S.37)

3.2 Kundenperspektive

Die Kundenperspektive beschäftigt sich, wie bereits beschrieben, mit den Anforderungen und Wünschen der Kunden. Um die Wünsche der Kunden zu kennen, muss jedoch zunächst geklärt werden, wer die Kunden eines Krankenhauses sind. Im Krankenhaus gibt es eine Reihe von Anspruchsgruppen, die innerhalb dieser Perspektive Berücksichtigung finden sollten.

Natürlich stehen im Vordergrund die Patienten, jedoch sollten Angehörige und einweisende Ärzte ebenfalls berücksichtigt werden. Einweisende Ärzte sollten aus dem Grund als Kunden berücksichtigt werden, da sie in der Regel die Institution auswählen, in der der Patient behandelt wird (vgl. Fischbach & Spitaler, 2004, S. 184). Für Universitätskliniken können auch Studenten zu den Kundenkreisen zählen. Auch Krankenkassen, Altenheime und Spezialkliniken können innerhalb der Kundenperspektive bedacht werden (vgl. Conrad, 2001, S.85; Fischbach & Spitaler, 2004, S. 185). Beachtet werden sollte, dass Patienten und z.B. einweisende Ärzte unterschiedliche Bedürfnisse und Interessen besitzen. Dies sollte bei der Formulierung der strategischen Ziele berücksichtigt werden (vgl. Greulich et.al., 2005, S. 82 u. 83). Oberstes Ziel dieser Perspektive sollte es sein, die Zufriedenheit der oben genannten Kundengruppen zu gewährleisten. Zufriedene Kunden haben eine große Relevanz bei der Sicherung der Liquidität eines Krankenhauses und der Vermeidung einer

Überschuldung. Weiterhin sind zufriedene Kunden positive Multiplikatoren in der Außenwelt (vgl. Bachert & Richter, 2005, S. 27).

Weiterhin kann die Möglichkeit einer internen und externen Kundenperspektive bedacht werden. Innerhalb der internen Kundenperspektive werden die direkten Leistungsempfänger, wie die Patienten aufgeführt. In der externen Kundenperspektive werden die Leistungszahler, wie Krankenkassen berücksichtigt (vgl. Bachert & Richter, 2005, S.27).

Beispiele für strategische Ziele und Messgrößen innerhalb dieser Perspektive zeigt nachstehende Abbildung auf.

Ziele	Messgrößen
a) Zufriedenheit der Patienten	• Globales Zufriedenheitsmaß aus permanenter Patientenumfrage
b) Zufriedenheit einweisender Ärzte	• Anteil einweisende Fachärzte aus Bezirk
c) Hohe überregionale Reputation	• Anteil der geplant aufgenommenen Patienten mit Haupt- und/ oder Neben-Wohnsitz außerhalb des regionalen Einzuggebietes

Abbildung 4: Strategische Ziele und Messgrößen der Kundenperspektive im Krankenhaus (Eigene Darstellung: a) u. b) nach Conrad,2002,S. 82; c) nach Czap, Hopp & Winkel, 2000, S.251)

3.3 Prozessperspektive

Innerhalb dieser Perspektive müssen die relevanten Prozesse im Krankenhaus identifiziert werden, die für die strategischen Ziele der Kunden- und Finanzperspektive von Bedeutung sind. Hier ist es wichtig, das Schnittstellenmanagement zu fördern und Behandlungsabläufe zu optimieren, um eine interdisziplinäre und interprofessionelle Zusammenarbeit aller im Krankenhaus betroffener Bereiche zu schaffen. Dies kann beispielsweise durch die Schaffung von Behandlungspfaden erfolgen (vgl. Greulich et.al., 2005, S.218).Weiterhin sollten im Sinne der integrierten Versorgung auch die Prozesse Berücksichtigung finden, die sich mit der vor- und nachgelagerten Behandlung eines Patienten auseinander setzen (vgl. Czap, Hopp & Winkel, 2000, S.251).

10

Die Identifizierung und Optimierung der relevanten Prozesse sollte in allen drei Leistungserbringerbereichen – Ärzte, Pflege und Verwaltung – erfolgen.

Innerhalb der Prozessperspektive können, wie nachfolgende Abbildung verdeutlicht, folgende Ziele und Messgrößen Berücksichtung finden:

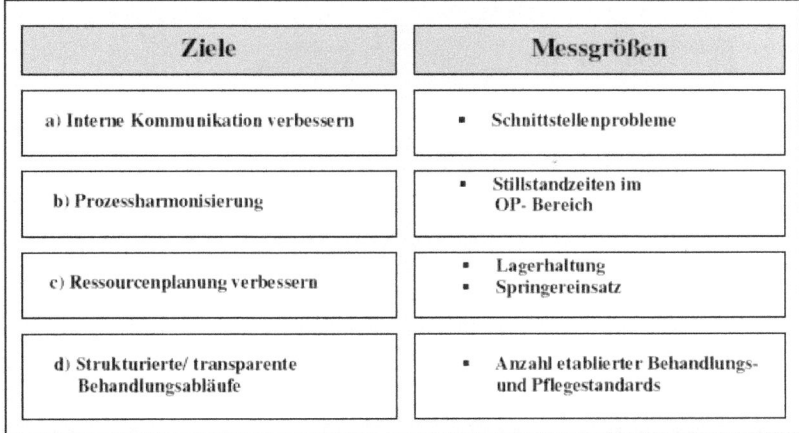

Abbildung 5: Strategische Ziele und Messgrößen der Prozessperspektive im Krankenhaus
(Eigene Darstellung: a) – c) nach Conrad, 2001, S.83; d) nach Klump & Zug, 2002, S.40)

3.4 Lern- und Entwicklungsperspektive

Innerhalb dieser Perspektive sollten im Krankenhaus die technologische und personelle Entwicklung des Hauses Beachtung finden, um gute infrastrukturelle Voraussetzungen zu schaffen (vgl. Klump & Zug, 2002, S. 41-42).

Die Technologie eines Krankenhauses beschäftigt sich weitestgehend mit der Qualität der Behandlung am Patienten.

Die größte Ressource, die im Krankenhaus zu finden ist, ist zweifelsfrei das Potential der Mitarbeiter. Um eine optimale, qualitativ hochwertige Behandlung zu erreichen, gilt es, ideale Arbeitsvoraussetzungen zu schaffen und die Zufriedenheit der Mitarbeiter, sowohl hinsichtlich der Ärzte, als auch der Pflege, zu fördern (vgl. Greulich et.al., 2005, S.188-189).

Weiterhin sollten im Sinne einer guten Ressourcenplanung und zur Unterstützung der zugrunde liegenden Prozesse, neue Technologien, im Sinne einer geeigneten IT-Struktur, berücksichtigt werden (vgl. Conrad, 2001, S. 92). Abbildung 6 (S.34) zeigt Beispiele für dies Perspektive auf.

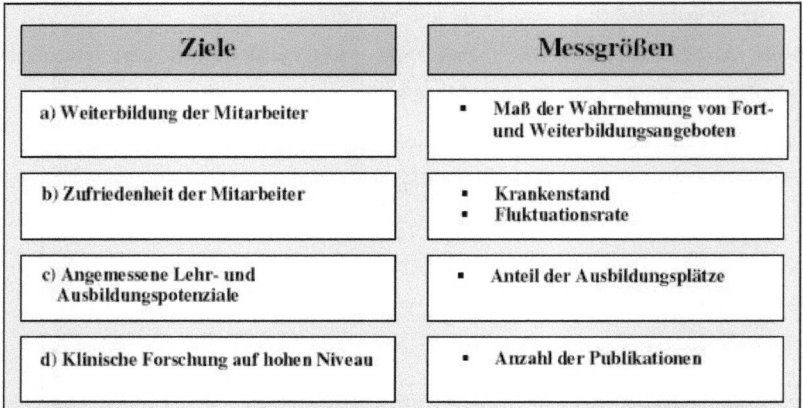

Ziele	Messgrößen
a) Weiterbildung der Mitarbeiter	▪ Maß der Wahrnehmung von Fort- und Weiterbildungsangeboten
b) Zufriedenheit der Mitarbeiter	▪ Krankenstand ▪ Fluktuationsrate
c) Angemessene Lehr- und Ausbildungspotenziale	▪ Anteil der Ausbildungsplätze
d) Klinische Forschung auf hohen Niveau	▪ Anzahl der Publikationen

Abbildung 6: Strategische Ziele und Messgrößen der Entwicklungsperspektive im Krankenhaus
(Eigene Darstellung: a) u. b) nach Conrad, 2001, S.83; c) u. d) nach Klump& Zug, 2002, S. 41).

3.5 Die Sozialperspektive

An dieser Stelle soll auf die Möglichkeit einer zusätzlichen Perspektive innerhalb einer Balanced Scorecard im Krankenhaus eingegangen werden: Die Sozialperspektive.

Neben der Behandlung der gesundheitlichen Probleme, gilt es, auch die soziale Positionierung des Hauses zu verbessern. Dies beinhaltet im Krankenhaus unter anderem die Gleichbehandlung von Patienten aller Art, auch bezogen auf ihre Religion, ihr Umfeld und ihre Herstammung (vgl. Greulich et.al., 2005, S. 81-82). Im Sinne der Gleichbehandlung sollte dies auch die Behandlung von Privat- und Kassenpatienten, bezogen auf die zeitliche Verteilung der Behandlungsmaßnahmen, berücksichtigen. Weiterhin kann ein ausgedehntes Angebot der einzelnen Fachrichtungen die soziale Akzeptanz verstärken und damit die Anzahl der Patienten erhöhen (vgl. Klump & Zug, 2002, S.38-39).

Durch Berücksichtigung dieser Faktoren innerhalb der Scorecard, kann das Unternehmen Krankenhaus seine Positionierung auf dem Markt verbessern und festigen.

In der folgenden Abbildung auf soll eine Übersicht über mögliche strategische Ziele und Messgrößen für diese Perspektive gegeben werden.

Ziele	Messgrößen
a) Gleichbehandlung der Patientengruppen Privat- und Kassenpatienten	▪ zeitlicher Anteil der Behandlungsmaßnahmen
b) Erhöhung der sozialen Effektivität	▪ Abdeckungsgrad des Krankenhausangebotes
c) optimale medizinische Versorgung rund um die Uhr	▪ Zeitlicher Intervall zwischen Eintritt im Krankenhaus und Behandlungsbeginn

Abbildung 7: Strategische Ziele und Messgrößen der Sozialperspektive im Krankenhaus
(Eigene Darstellung: a) – c) nach Klump und Zug, 2002, S. 38)

4 Ursache-Wirkungsbeziehung

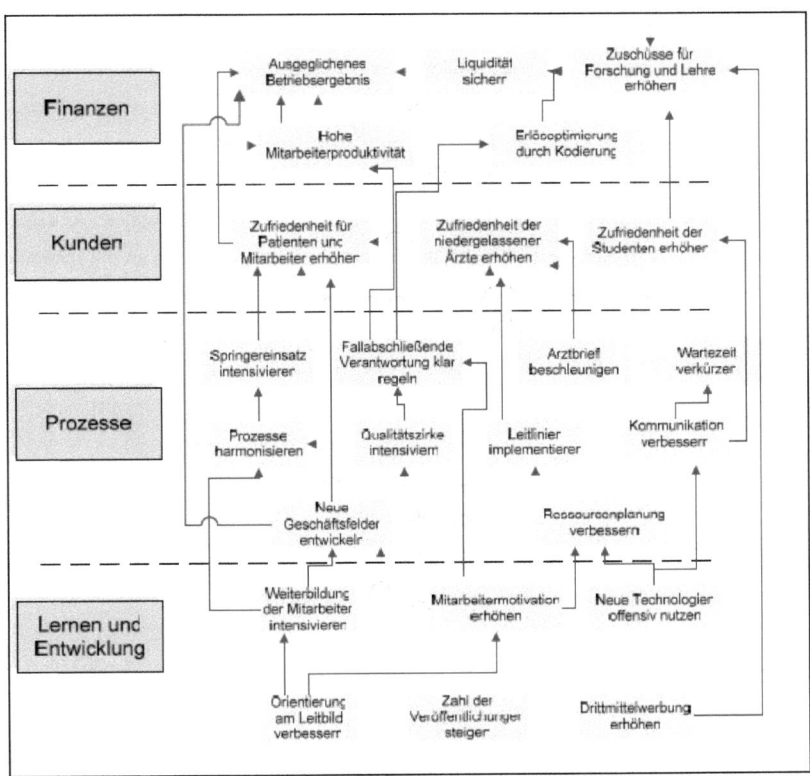

Abbildung 8: Ursache- Wirkungsbeziehungen im Krankenhaus (nach Conrad, 2001, S.94)

Wie zu Anfang bereits erwähnt, arbeiten die spezifischen Abteilungen im Krankenhaus eher auf die Erreichung ihrer eigenen Ziele hin, anstatt den Blick auf das Gesamtziel zu richten. Durch den Aufbau von Ursache- Wirkungsbeziehungen (vgl. Abb. 8) wird die Trennung der einzelnen Bereiche aufgehoben und das Krankenhaus mit all seinen Prozessen und Aktivitäten als Ganzes gesehen (vgl. Borgers & Schmidt, 2002, S.113). Durch die Ursache-Wirkungskette werden ebenfalls die strategischen Ziele sichtbar, die eine besondere Bedeutung für die Erreichung des Unternehmensziels haben. Der Aufbau von Ursache-Wirkungsketten richtet sich nach der Bedeutung der strategischen Ziele. Daher kann es durchaus möglich sein, dass einige Krankenhäuser die Ziele der Kunden- und/ oder Sozialperspektive als Endziele festsetzen.

5 Zusammenfassung

Betrachtet man die in dargestellten Anwendungsmöglichkeiten in Bezug auf die Ausgestaltung der einzelnen Perspektiven der BSC für den Krankenhaussektor, wird deutlich, dass sie durchaus geeignet ist, die strategischen Zielsetzungen eines Krankenhauses zu unterstützen. Durch die einzelnen Perspektiven wird gewährleistet, dass alle relevanten Faktoren, die zur Umsetzung der Strategie notwendig sind, beachtet werden und ihre Zusammenhänge durch die Darstellung der Ursache-Wirkungsbeziehungen verdeutlicht werden. Da eine Modifizierung der Balanced Scorecard grundsätzlich möglich ist, kann je nach Aufgabe und Tätigkeit eines Krankenhauses eine genaue Anpassung an die Institution vorgenommen werden. Das Beispiel der Sozialperspektive zeigt eine Möglichkeit dafür auf.

Weitere Informationen zu diesem Thema finden Sie in: „Anwendung der Balanced Scorecard in Einrichtungen des Gesundheitswesens" von Eva- Maria Schmidt.
ISBN: 978-3-638-04533-9
http://www.grin.com/de/e-book/90442/

Literaturverzeichnis (inklusive weiterführender Literatur)

Agens Consulting [Internet]. Die Balanced Scorecard in Banken – agens Studie 2006.Verfügbar unter: http://www2.agens.com/data/agens /PDFs/agens_studie_bsc_in_banken_summary._pdf [15.11.2006].

Bachert, R. & Richter, S. (2005). Balanced Scorecard in der Altenpflege konkret. Kissingen: WEKA MEDIA GmbH & Co. KG

Borgers, P. & Schmidt, R. (2002). Die Balanced Scorecard als Steuerungsinstrument im Krankenhaus. Betriebswirtschaftliche Forschung und Praxis, 2, 101-117.

Börkircher, H. (2004). „Balanced Scorecard"(BSC)- Ein umfassender Führungs- und Steuerungsansatz für die Praxis. In Börkircher, H.(Hrsg.), Betriebswirtschaftliche Praxisführung für Ärzte (S.197-2003). Berlin: Springer

Börkircher, H. & Gensler, H. (2005a). Die Balanced Scorecard (BSC) – Teil 5. Ein Managementinstrument zur Mitarbeiterführung. Zahnarzt Wirtschaft Praxis, 5, 24-29.

Börkircher, H. & Gensler, H. (2005b). Die Balanced Scorecard (BSC) - Teil 6. Zufriedenheit der Patienten steigern. Zahnarzt Wirtschaft Praxis, 6,16-22.

Börkircher, H. & Gensler, H. (2005c). Die Balanced Scorecard (BSC) - Teil 8. Sicherung der Qualität in der Praxis. Zahnarzt Wirtschaft Praxis, 9, 22-28.

Börkircher, H. & Hofmann, L. (2005). Die Balanced Scorecard (BSC) – Teil 3. Die Perspektive „Privat". Zahnarzt Wirtschaft Praxis 7+8, 20-23.

Brüggemann, C. (2007). Entwicklung einer Balanced Scorecard in der Altenpflege. Saarbrücken: VDM Verlag Dr. Müller e.K. und Lizenzgeber.

Bündnis Gesundheitsreform 2000 [Internet]. Bundesweites Positionspapier der Gesundheitsberufe für ein patientengerechtes Gesundheitswesen. Verfügbar unter: http://www.aekno.de/htmljava/b/buendnismeldung.asp?id=17

Carsten, A. / Hankeln, C. & Lohmann, R. (2004). Entwicklung und Implementierung von Strategien im Krankenhaus mit Hilfe der Balanced Scorecard. Journal für Anästhesie und Intensivbehandlung, 1, 98 – 104.

Conrad, H-J. (2001). Balanced Scorecard als modernes Managementsystem im Krankenhaus. Kulmenbach: Baumann

Czap, H. / Hopp, Fr.-P. & Winkel, St. (2000). Niedrige Kosten sind für den Erfolg des Krankenhauses nicht alles. Führen und Wirtschaften im Krankenhaus, 3, 250- 253.

Ermisch, S. / Gronwald, S. / Heflik, R. / & Schneyink, D. (2007). „Wir pflegen uns, wenn wir alt sind"…und wer kümmert sich um Sie? Stern, 44, 183-195.

Fischbach, P. & Spitaler, G. (2004). Balanced Scorecard in der Pflege. Stuttgart: Kohlhammer GmbH

Frank, M. (2005). Qualitätsmanagement in der Arztpraxis- erfolgreich umgesetzt (2.Auflage). Stuttgart: Schattenauer GmbH

Friedag, R. & Schmidt, W. (2000). Balanced Scorecard- Mehr als ein Kennzahlensysten (2.Auflage). Freiburg: Rudolf Haufe

Frielingsdorf, G. (2005) [Internet]. Praxisführung mit der Balanced Scorecard. Verfügbar unter: http://frielingsdorf-partner.de/files/public/pdf/FFP_Artikel_AEZ_2005_13.pdf [01.10.2007)

Gladen, W. (2003). Kennzahlen und Berichtssysteme. Grundlagen zum Performance Measurement (2.Auflage). Wiesbaden: Verlag Dr. Th. Gabler GmbH

Greulich, A. / Onetti, A. / Schade, V. & Zaug, B. (2005). Balanced Scorecard im Krankenhaus. Von der Planung bis zur Umsetzung. Heidelberg: Verlagsgruppe Hüthig Jehle Rehm GmbH

Heberer, M./ Imark, P./ Bogdan, B./ Freiermuth, O./ Hurlebaus, T./ Juhaz, E. & Bodoly, A. (2002). Welche Kennzahlen braucht die Spitalführung? Konzept und Anwendung der Balanced Scorecard. Schweizerische Ärztezeitung, 9, 425-434.

Hausegger, V. (2005) [Internet]. Professionelles Ordinations – Marketing: Mit der Analyse fängt alles an. Medical Tribune, 7, 14-15.

Henke, D. & Göpffarth, D., (2005). Das Krankenhaus als betriebswirtschaftliches System. In Hentze, J., Huch, B. und Kehrers Erich (Hrsg.), Krankenhaus-Controlling. Konzepte, Methoden und Erfahrungen aus der Krankenhauspraxis (S.2 –31), (3.Auflage). Kohlhammer: Stuttgart

Horvàth & Partner (Hrsg.) (2001). Balanced Scorecard umsetzen (2. Auflage). Stuttgart: Schäffer -Poeschel

Horváth & Partner Consulting (2005) [Internet]. Balanced – Scorecard- Studie 2005. Verfügbar unter:
http://www2.horvath-partners.com/Studien-Detailseite.555.0.html?&L=0&tx_horvathpublications_pi1[showUid]=156&tx_horvathpublications_pi1[backPid]=141&tx_horvathpublications_pi1[pointer]=0&cHash=55574fe2a e [15.09.2007].

Horváth, P./ Gaiser, B. & Vogelsang, P. (2005). Quo vadis Balanced Scorecard? Implementierungserfahrungen und Anregungen zur Weiterentwicklung. In: Hahn, D.& Taylor, B. (Hrsg.), Strategische Unternehmensplanung- Strategische Unternehmensführung (S.151-171), (9.Auflage).Berlin: Springer Verlag

Infosozial (2007) [Internet]. Pflegebericht 2007: MDK stellt Verbesserungen in allen Leistungsbereichen fest. Verfügbar unter: http://blog.info-sozial.de/2007/09/12/pflegebericht-2007-mdk-stellt-verbesserung-in-allen-leistungsbereichen-fest/ [31.10.2007].

In-Vivo GmbH (n.d.) [Internet]. Strategische Geschäftsfelder im Gesundheitsbereich. Verfügbar unter: http://www.in-vivo.info/strat_geschaeftsfelder.pdf [04.09.2007].

Juris (n.d.) [Internet]. Heimgesetz. Verfügbar unter: http://bundesrecht.juris.de/heimg/BJNR018730974.html [18.10.2007].

Kaplan, R.S. & Norton, D.P. (1997). Balanced Scorecard. Strategien erfolgreich umsetzen. (P. Horvàth, B.Kuhn-Würfel & C. Vogelhuber, Übers.). Stuttgart: Schäffer- Poeschel (Original erschienen 1996: The Balanced Scorecard. Translating Strategy into Action).

Kaplan, R.S. & Norton, D.P. (2001). Die Strategie- Fokussierte Organisation. Führen mit der Balanced Scorecard. (P. Horváth & D. Kralj, Übers.). Stuttgart: Schäffer- Poeschel (Original erschienen 2001: The strategy focused organisation)

Kaper, C. & Kapser, N. (n.d.) [Internet]. Kontinuierliches Qualitätsmanagement mit einer KTQ- basierten Balanced Scorecard. Verfügbar unter: http://www.zeq.de/pix/pdf/01_08_07_Beitrag_Pflege_Management_KTQ_Balanced%20 Scorecard_050601.pdf [25.10.2007].

Kämpf, R. / Hinkeln, A. / Katzelnik, O. & Weigel, A. (2001) [Internet]. Impelmentierung der Balanced Scorcard Teil 2. Verfügbar unter: http://www.ebz-beratungszentrum.de/organisationen/bsc-teil4.html [15.09.2007]

Koch, C., (2003) [Internet]. Welches Controlling benötigen Nonprofit- Organisationen? Verfügbar unter: http://www.bfs-service.de/Fachbeitraege/OC-NPO.pdf [31.09.2007].

Kraus, M., Stegarescu, D., (2005). Non-Profit-Organisationen in Deutschland – Ansatzpunkte für eine Reform des Wohlfahrtstaates. Mannheim: Zentrum für Europäische Wirtschaft GmbH. Dokumentation Nr. 05- 02. Download unter: ftp://ftp.zew.de/pub/zew- docs/docus/dokumentation0502.pdf [15.10.2007].

Klump, M. & Zug, S. (2003). Iconomic paper No 7: Managementinovation im Gesundheitswesen. Praxisevolution und Fallbeispiel zur Anwendung der Balanced Scorecard im Krankenhausmanagement. Leipzig: inomic GmbH

KTQ a (n.d.) [Internet]. Verfügbar unter: http://www.ktq.de/ktq_ueber_uns/index.php [02.11.2007].

KTQ b (n.d.) [Internet]. Verfügbar unter: http://www.ktq.de/ktq_pflegeeinrichtungen/index.php [02.11.2007].

KTQ c (n.d.) [Internet]. Kurzbeschreibung des Zertifizierungsverfahrens. Verfügbar unter: http://www.ktq.de/ktq_media/pdf_2006/Verfahrenskurzbeschreibung_01_2006.pdf

Ruhaltinger, J. (2007).Praxisführung: Neue Perspektiven. Ärztemagazin, 14, S. 34 – 38.

Lange, W. & Lampe, S. (2002). Balanced Scorecard als ganzheitliches Führungsinstrument in Non- Profit- Organisationen. Kostenrechnungpraxis, 2, S. 101- 108.

Lange, W. (n.d.) [Internet]. Controlling im DRK am Praxisbeispiel des DRK-Landesverband Westfalen- Lippe e.V.. Verfügbar unter: http://www.lv-westfalen-lippe.drk.de/bbs/controlling.pdf [22.09.2007]

Lehmeier, P.J, (2004). Notwenigkeit und Grundsätze einer betriebswirtschaftlich orientierten Praxis. In Börkircher, H., Betriebswirtschaftliche Betriebsführung für Ärzte (S.3-10). Berlin: Springer

Liedtke, J. (n.d) [Internet]. Kritische Würdigung von Balanced Scorecard Konzepten. Verfügbar unter:http://www.competence-site.de/controlling.nsf/AttachShow!OpenFrame& attachfile=/controllingnsf/999ACD257561B5C5C1257qq700405C85/$File/Kritische_Wu erdigung_BSC_2.0.pdf [05.11.2007].

Online-Verwaltungslexikon [Internet]. Verfügbar unter: http://www.olev.de/ [10.09.2007].

Poniewaz, E. (n.d.) [Internet]. Mit der Balanced Scorecard den Zielhafen erreichen. Verfügbar unter: http://www.bfs-service.de/Fachbeitraege/BSC_Altenhilfe_BFS.pdf [09.09.2007]

Reisner, S. (2003). Das integrative Balanced Scorecard Konzept. Die praktische Umsetzung im Krankenhaus. Stuttgart: Kohlhammer

Schalk, J. (n.d.) [Internet]. Die Balanced Scorecard als Instrument zur Steuerung von Seniorenzentren. Verfügbar unter:http://heimleiter.at/catit/pdf_usr/BalancedScorecard.pdf

Schneider, W.. (2005). Strategische Praxisführung. Zahnarzt Wirtschaft Praxis, 9, 14- 16.

Schöneberger, M. (2005). Strategisches Management im Krankenhaus. Schweizerische Ärztezeitung, 9, 562- 573.

Sozialgesetzbuch V, [Internet]. Verfügbar unter: http://www.sozialgesetzbuch-bundessozialhilfegesetz.de/_buch/sgb_v.htm [02.11.2007].

Sozialgesetzbuch XI, [Internet]. Verfügbar unter: http://www.sozialgesetzbuch-bundessozialhilfegesetz.de/_buch/sgb_xi.htm [02.11.2007].

Stoll, B. (003). Balanced Scorecard für soziale Organisationen. Regensburg: Walhalla Fachverlag

Töpfer, A. (2000). Steuerung der Verwaltung durch Balanced Scorecard. In Töpfer, A. (Hrsg.), Die erfolgreiche Steuerung öffentlicher Verwaltungen. Von der Reform zur kontinuierlichen Verbesserung (S. 159-174). Wiesbaden: Dr. Th. Gable

Weidehammer, J. & Bahr, V. (2004). Wachstumsmarkt Pflegeeinrichtungen- Strategien zur Entfaltung im Wettbewerb. TCC Trans Clinic Consultants GmbH. Download unter: http://tcc-sb.de/quellen/TCC_WachstumPflege-korr.pdf

Wirtschaftslexikon (n.d.) [Internet]. Verfügbar unter: http://www.wirtschaftslexikon24.net/d/roce.htm

ZEQ (n.d.) [Internet]. Verfügbar unter: http://www.zeq.de/ktq/action/show/ebene/aaaaabab [04.09.2007].

BEI GRIN MACHT SICH IHR WISSEN BEZAHLT

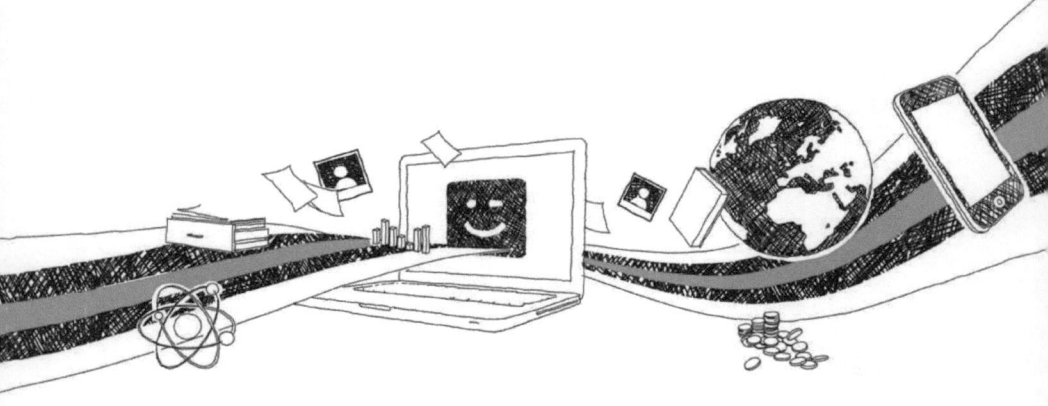

- Wir veröffentlichen Ihre Hausarbeit, Bachelor- und Masterarbeit

- Ihr eigenes eBook und Buch - weltweit in allen wichtigen Shops

- Verdienen Sie an jedem Verkauf

Jetzt bei www.GRIN.com hochladen und kostenlos publizieren

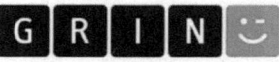